La radiación de la telefonía y sus daños

ISBN: 9798651204953
Ramón Martínez López ©2020

La radiación de la telefonía y sus daños
Ramón Martínez López

Contenidos

Introducción	8
Las emisiones de microondas de los teléfonos móviles exceden los límites de seguridad	17
¿Por qué deberías apagar el wifi por la noche?	26
Los 5 mejores consejos para ayudarte a dormir como un bebé	30
¿Cómo afecta la luz azul a tu sueño?	43
La guía para principiantes sobre la radiación electromagnética	52
¿Son perjudiciales todos los campos electromagnéticos (EMF)?	64
5G: ¿Está en riesgo la salud de su familia?	78
Cómo los EMF afectan la salud de los niños	90
¿Qué es la tasa de absorción específica del teléfono móvil, SAR?	99

Datos científicos   113

Declaración universal sobre bioética y derechos humanos   163

Cómo protegerse de la radiación, Pranyones   177

La radiación de la telefonía y sus daños

INTRODUCCIÓN

Ahora estamos presenciando la llegada de 5G o al menos 4G +.

La seguridad de esta exposición nunca se ha demostrado. Por el contrario, se está acumulando evidencia de su nocividad. Además, desde 2011, la OMS ha considerado que la radiación electromagnética RF / MO de las tecnologías inalámbricas es posiblemente cancerígena (clase 2B), en gran parte debido a los mayores riesgos de gliomas y neuromas acústicos entre los usuarios a largo plazo del uso del teléfono celular.
https://www.ncbi.nlm.nih.gov/pmc/articles/PMC5152665/

El principio de precaución no se observó de ninguna manera durante el despliegue masivo de estas tecnologías inalámbricas.

Sin embargo, cuando se han identificado riesgos graves y posiblemente irreversibles, la falta de certeza no debe usarse como pretexto para posponer medidas para proteger el medio ambiente y la salud.

Hemos revisado la literatura científica independiente y nos referimos, entre otras cosas, a la Resolución 1815 de la Asamblea Parlamentaria del Consejo de Europa. Nuestras conclusiones concuerdan con las de especialistas independientes, y son que el principio de precaución no se aplica actualmente y que la protección de la salud de los ciudadanos, y de los niños en particular, no está garantizada ante la sobreexposición a estas radiaciones electromagnéticas. RF / MO.

Las normas destinadas a proteger a la población de la exposición a la radiación electromagnética de RF / MO solo tienen en cuenta el calentamiento de los tejidos (efecto térmico) durante una exposición de duración limitada.

Estas normas no tienen en cuenta las exposiciones repetidas y / o prolongadas, ni los efectos biológicos no térmicos que se producen a valores significativamente inferiores a los valores actualmente autorizados. No fueron diseñados para proteger fetos, niños, adolescentes, ancianos, etc.

Para los niños, los riesgos pueden aumentar debido a los efectos acumulativos de la exposición prolongada. Sus cerebros, órganos y tejidos en desarrollo e inmaduros pueden ser más sensibles a la exposición. Y la radiación penetra proporcionalmente más profundamente en sus órganos que en los adultos ya que sus dimensiones son más pequeñas.

El despliegue generalizado de tecnologías inalámbricas ha conocido riesgos para la salud durante varias décadas.

La no existencia de pruebas serias, de estudios científicos independientes, que comprueben la inocuidad en la salud pública por radiación de ondas de frecuencia de tecnología de telefonía celular o móvil y de la tecnología 5G.

Por otro lado, Existen varias asociaciones internacionales que tienen pruebas suficientes de lo que ha causado lesiones físicas y psíquicas en las personas por radiación de ondas de frecuencia de tecnología de telefonía celular o móvil y 5G.

Estudio que debería hacerse en todas las ciudades por organismos INDEPENDIENTES y revisada como aquí dice el nivel de radiación para adecuarlo a los impactos sobre la salud demostrados científicamente

Radiación de radiofrecuencia ambiental alta en la ciudad de Estocolmo (Suecia)

2019 doi: 10.3892/ol.2018.9789

Medimos la radiación de radiofrecuencia (RF) en las partes centrales de Estocolmo, Suecia, en marzo y abril de 2017. Se utilizó el mismo recorrido de medición cada vez. Utilizamos EME Spy 200 para las mediciones como en nuestros estudios anteriores en

Estocolmo. Los resultados se basaron en 11.482 entradas, correspondientes a más de 12 h de mediciones. El nivel medio total fue de 5.494 µW / m2 (mediana 3.346; rango 36,6-205.155). Las principales contribuciones fueron enlaces descendentes de LTE 800 (4G), GSM + UMTS 900 (3G), GSM 1800 (2G), UMTS 2100 (3G) y LTE 2600 (4G). Con respecto a los diferentes lugares, la radiación de RF más alta se midió en el Hay Market con un nivel medio de 10.728 µW / m2 (mediana 8.578; rango 335-68.815). Esta es una plaza utilizada para ir de compras, y tanto los minoristas como los visitantes pueden pasar un tiempo considerable en este lugar. Además, el Sergel Plaza tenía alta radiación con una media de 7.768 µW / m2. Todas las mediciones excedieron el nivel objetivo de 30–60 µW / m2 basado en efectos no térmicos (sin calentamiento), según el Informe BioInitiative. Basado en los efectos térmicos a corto plazo, la Comisión Internacional de Protección contra la Radiación No Ionizante estableció la directriz 2 de 10 W / m2 (2,000,000–10,000,000 µW / m2) dependiendo de la frecuencia en 1998, y no la ha cambiado a pesar de la evidencia sólida de efectos biológicos térmicos a niveles de exposición sustancialmente más bajos. Se espera que estos niveles de radiación ambiental de RF aumenten con la introducción de

5G para la comunicación inalámbrica.

(Nota: BioIniciative en una revisión posterior bajo aún más el nivel saludable de radiación. ¡Se necesita muy poca radiación para tener cobertura de móvil!)

https://www.ncbi.nlm.nih.gov/pmc/articles/PMC6341832/

Las emisiones de microondas de los teléfonos móviles exceden los límites de seguridad

En su informe científico de principios de 2019, el Prof. Om. P. Gandhi muestra que los teléfonos móviles no cumplen con los límites de seguridad de la tasa de absorción específica (SAR) tanto en Europa como en los EE. UU. Recomienda que los reguladores cambien los métodos de prueba de cumplimiento actuales.

Como consumidores, generalmente pensamos que todos los productos electrónicos que utilizamos, incluidos los teléfonos móviles, son seguros de usar. Cuando se trata de teléfonos móviles y otras tecnologías inalámbricas, una de las pruebas de seguridad que un producto necesita pasar antes de su lanzamiento al mercado es una prueba de tasa de absorción específica (SAR). Los resultados de dicha prueba revelan si el producto está por encima o por debajo de un límite de seguridad establecido.

El profesor Gandhi revela que los estándares de seguridad actuales y la forma en que se realizan estas pruebas no nos brindan a nosotros, los consumidores, resultados verdaderos. Y debido a eso, no podemos confiar en ellos. Explicaremos por qué.

¿Qué es el SAR?

Para hacerlo lo más simple posible, el SAR es un valor establecido en W / kg que le da una idea de la cantidad de radiación que absorbe mientras realiza una llamada telefónica (con un teléfono en la cabeza), descarga archivos o se conecta a wifi .

¿Qué hay de malo con los métodos de prueba SAR actuales?

Distancia poco realista entre el teléfono y el cuerpo:

Según el profesor, en los últimos 5-10 años, los fabricantes comenzaron a recomendar que sostengamos un teléfono a una distancia de entre 5 y 25 mm del cuerpo. Lo mismo se hace con las pruebas SAR.

Pero, ¿qué pasaría si hacemos las mismas pruebas a una distancia de 0 mm del cuerpo, de la forma en que usualmente usamos un teléfono?

La gran mayoría de las personas usualmente llevan un teléfono en el bolsillo o en el cuerpo o lo colocan directamente en la oreja cuando atienden una llamada (es decir, a menos que usen un altavoz o unos auriculares). Cuando navegamos, usualmente llevamos un teléfono en una mano.

Ya se ha demostrado que cuanto más cerca esté el teléfono del cuerpo, mayor será la lectura de SAR.

Es por eso que el profesor Gandhi cree que sin agregar distancia como parte de las condiciones de prueba establecidas, la mayoría de los dispositivos inalámbricos no cumplirán.

Mediciones SAR a diferentes distancias

Para ilustrar su punto, eche un vistazo a los siguientes SAR en W / kg medidos para teléfonos representativos (de los 450 probados). Se mantuvieron contra el modelo fantasma plano del cuerpo a distancias sugeridas por el fabricante (D) y a distancias de 5 y 0 mm. (Tabla tomada de la referencia 1):

Los resultados muestran claramente que a una distancia de 0 mm, ninguno de los teléfonos probados supera el límite de seguridad actual de 2 W / kg en Europa y 1,6 (W / kg) en los EE. UU.

Modelo realista de cabeza / cuerpo:

El profesor Gandhi confirma que el modelo de prueba actual se basa en un modelo de prueba de reclutamiento del ejército con cabeza de gran tamaño. En base a esto, solo está claro que dicha línea de base no es adecuada para reflejar la variedad de usuarios de teléfonos. ¿Qué pasa con el SAR en niños con un cráneo mucho más delgado y que desarrollan el cerebro, o en mujeres y hombres de cabeza más pequeña?

Recomendación: cambiar las condiciones de prueba actuales

El profesor Gandhi sugiere firmemente que los reguladores de la industria establezcan pruebas de cumplimiento en condiciones realistas. Él recomienda que:
prueba a 0 mm de distancia para reflejar una experiencia de usuario realista
Incluya una variedad de modelos fantasmas para incluir niños, mujeres y hombres de cabeza más pequeña.

¿Tú qué sacas de esto?

Ahora que ha sido educado sobre cómo funcionan las cosas detrás de escena de las pruebas de seguridad de teléfonos móviles,

esperamos sinceramente que utilice su pensamiento crítico y sentido común y recuerde que:
Una calificación SAR más baja no necesariamente hace que un teléfono sea más seguro para el uso diario.
A menos que su cabeza sea del mismo tamaño que la de un recluta del ejército de 100 g, siempre absorberá una mayor cantidad de radiación.
Los niños absorben mucha más radiación que los adultos.

No le pedimos que deje de usar su teléfono y otros dispositivos inalámbricos de repente. Pero lo invitamos a cuidar bien su cuerpo para desarrollar resiliencia y limitar la exposición siempre que sea posible.
Referencias

https://ieeexplore.ieee.org/stamp/stamp.jsp?tp=&arnumber=8688629

https://ehtrust.org/new-study-cell-phones-exceed-safety-limits-when-phones- touch-the-body /

https://ieeeaccess.ieee.org/?http://ieeeaccess_ieee_org/

https://www.pewresearch.org/global/2019/02/05/smartphone-ownership-is- creciendo-rápidamente-alrededor-del-mundo-pero-no-siempre-por igual /

¿Por qué deberías apagar el wifi por la noche?

¿Cuántos de ustedes se encuentran durmiendo con el teléfono al lado de su cabeza y con el wifi constantemente encendido? ¿Alguna vez pensó que apagar la wifi por la noche podría ser parte de la solución y mejorar la salud de su familia?
Campos electromagnéticos (CEM), también llamados radiofrecuencia.

Dado que el wifi es una de las principales fuentes de EMF en su hogar, apagarlo por la noche podría ser un simple paso para ayudarlo a dormir mejor y reducir su exposición en un tercio. Déjenos explicar por qué.

Si es nuevo en el tema de las frecuencias de radio, la radiación de microondas y los EMF, comience con nuestro artículo titulado "La Guía para principiantes de la radiación electromagnética".

¿Hecho?

Luego, contestemos la pregunta principal y echemos un vistazo al informe de Bioinitiative sobre los efectos de los CEM en la salud. Compilado por 29 científicos independientes y expertos en salud de todo el mundo, este informe es solo uno de los muchos recursos confiables disponibles en línea que muestra evidencia de los efectos y posibles riesgos de las tecnologías inalámbricas y los campos electromagnéticos.
Según este informe, los bioefectos (efectos en la biología humana, animal o celular) están claramente establecidos y tienen lugar a niveles muy bajos de

exposición a campos electromagnéticos y radiación de radiofrecuencia, ya sea por el uso de un teléfono móvil o inalámbrico,

Mástiles de teléfonos móviles, WI-FI y medidores inalámbricos de utilidad "inteligentes" que producen exposición a todo el cuerpo. Los estudios citados en el informe muestran que estas exposiciones no solo pueden causar daño al ADN, sino que también pueden causar estrés oxidativo (piense más rápido en el envejecimiento y la enfermedad) y pueden ser cancerígenas. También se han realizado estudios que muestran el impacto en la función espermática, el cerebro y el sistema nervioso, así como el comportamiento en la descendencia.

Por lo tanto, cuanto más estamos expuestos a estos campos y a la radiación inalámbrica, más necesita el cuerpo para mantenerse al día y controlar todo y combatir esta fuente de estrés. Esta es exactamente la razón por la cual apagar su wifi durante la noche es una de las cosas más simples para ayudar a combatir el problema de los EMF. No es la única solución, pero la reducción del tiempo de exposición en 7 u 8 horas al día, siempre que sea posible, definitivamente vale la pena.

Los 5 mejores consejos para ayudarte a dormir como un bebé

¿Alguna vez has dado vueltas y vueltas en tu cama, incapaz de calmar tu mente hasta las primeras horas de la mañana? ¿Alguna vez te has quedado despierto hasta tarde mirando la pantalla de una computadora durante horas solo para encontrar dificultades para conciliar el sueño inmediatamente después?

Si dijo que sí a cualquiera de los anteriores, siga leyendo. Hemos compilado 5 consejos principales para ayudarlo a dormir mejor, descansar lo suficiente y despertarse más alerta y listo para el día que tiene por delante.

¿Por qué el sueño de gran calidad es uno de los secretos para una vida más saludable?
El sueño es uno de los componentes vitales de la vida. Durante el sueño ideal de 7 a 9 horas (recomendado para adultos)

su cuerpo descansa y se regenera. Sus órganos, músculos y células se recuperan y reparan. Su cerebro puede procesar y eliminar la acumulación de desechos metabólicos del día y crear nuevas conexiones y recuerdos.

La falta de sueño y la mala calidad del sueño se han relacionado con problemas de humor y atención, irritabilidad, ansiedad, envejecimiento prematuro e incluso la enfermedad de Alzheimer.

¿Qué impacta tu sueño?

Aquí hay una lista de los ocho factores principales que pueden estar influyendo en su sueño.

Frecuencias electromagnéticas (CEM) de dispositivos inalámbricos y electricidad sucia

¿No estás seguro de qué son los EMF? Aprenda sobre ellos en nuestro artículo "La Guía para principiantes de la radiación electromagnética". (enlace a la publicación del blog)

Si hace Knod, ¿sabía que se ha demostrado que la radiación inalámbrica daña el sueño y afecta el cerebro? Según el Environmental Health Trust, podría conducir a una mayor carga tóxica en el cuerpo.

También se ha descubierto que los EMF de dispositivos inalámbricos retrasan la llamada etapa de sueño profundo no REM y acortan el tiempo que pasó allí. El sueño profundo no REM es un estado en el que su cuerpo se repara a sí mismo, construye tejidos y fortalece el sistema inmunológico, por lo que es crucial que su cuerpo lo reciba.

Pero eso no es todo. Los llamados "electricidad sucia" o campos electromagnéticos de baja frecuencia emitidos por los circuitos eléctricos y los enchufes podrían desempeñar un papel en afectar su ritmo cardíaco.

Debido a que en Qi-Technologies somos expertos en ayudarlo a resolver problemas relacionados con los efectos de la radiación electromagnética de los dispositivos inalámbricos, hemos ido más allá al explicar cómo los dispositivos inalámbricos que emiten radiación electromagnética pueden afectar su sueño (enlace al nombre y artículo aquí por venir))

Ligero

La luz afecta a su cerebro directamente a través de células especiales sensibles a la luz en nuestros ojos, que deciden si es de día o de noche.

Demasiadas horas frente a una pantalla pueden influir significativamente en su ciclo de sueño y un mayor impacto en su sueño.

Trabajo por turnos y viajes

Los cambios de luz debido a un cambio en el horario de trabajo o al viajar a través de zonas horarias influyen fuertemente en nuestro reloj interno y nuestra capacidad de dormir en varios momentos.

Estrés, dolor, ansiedad y otras condiciones médicas.

Si está constantemente bajo estrés psicológico, emocional o físico, es posible que le resulte difícil conciliar el sueño. El dolor también puede causar un sueño interrumpido o ligero.

Medicamentos, café, alcohol y otras sustancias.

La cafeína, el alcohol, la nicotina, los antihistamínicos, así como ciertos medicamentos recetados que incluyen betabloqueantes, alfabloqueantes y antidepresivos, pueden afectar la calidad del sueño.

Los alimentos que comes

Los alimentos que consume (incluidas las bebidas) ayudarán a un sueño saludable de todo lo contrario. Los alimentos altamente procesados con alto contenido de azúcar / carbohidratos afectarán la forma en que su cuerpo se relaja para dormir. El azúcar en su sistema es capaz de sacarlo de un sueño profundo, haciéndolo sentir fácilmente exhausto al día siguiente.

Ejercicio

Según la Fundación Nacional del Sueño de EE. UU., Menos tiempo sentado se asocia con un mejor sueño y salud, y hacer ejercicio en cualquier momento del día parece ser bueno para dormir.

El ambiente en el que duermes

La luz, el ruido, la temperatura y la calidad del colchón / cama mencionados anteriormente pueden afectar la forma en que duermes. No hay temperatura prescrita para dormir, pero un poco

El ambiente más frío generalmente funciona mejor. Las temperaturas extremas en los ambientes para dormir tienden a interrumpir el sueño.

¿Qué puedes hacer para dormir mejor?

Aquí hay 5 pasos simples para ayudarlo a recargar su sueño. Limite la exposición a los CEM cuando sea posible

Si es posible, apague el fusible en su habitación para disminuir los EMF de baja frecuencia.
Apague el wifi por la noche. Descubra por qué necesita apagar su wifi por la noche (enlace al artículo)
Retire su teléfono y cualquier dispositivo inalámbrico de su habitación y la de sus hijos durante la noche.
Si le preocupan los hábitos de sueño de sus hijos, puede que le guste nuestro artículo titulado Cómo los EMF afectan la salud de los niños (enlace).

Crea una rutina para dormir bien

Su rutina puede incluir acostarse a la misma hora todas las noches, despertarse a la misma hora todas las mañanas.

Relájese haciendo algo relajante, como bañarse, practicar yoga suave, estirarse o leer.
Tome un libro o un lector electrónico similar al papel sin fondo iluminado.

Crea un ambiente nutritivo

Mantenga su habitación ordenada y sin desorden. Cuando nuestro cerebro está rodeado de desorden, puede ser más difícil tranquilizarse.
Use luces tenues antes de apagar por la noche.
Abra la ventana y deje que circule el aire.
Duerma en una habitación oscura y mantenga la luz apagada mientras duerme.
Evite mirar pantallas durante la noche.

Reduce el estrés y mantente en forma

El estrés mantiene tu cuerpo en un modo de lucha o huida y no permite que se restablezca por completo. Encuentre estrategias que lo ayuden a ser más resistente y lidiar más eficazmente con el estrés a diario. Esto podría incluir ejercicio, yoga, tai chi, meditación, atención plena, desarrollar más autoconciencia o masajes regulares.

Evite las comidas pesadas y la cafeína.

Elimine la cafeína después del mediodía y opte por una cena ligera, idealmente tres horas antes de acostarse.

Omita los alimentos azucarados a altas horas de la noche para permitir que el cuerpo descanse. ¡Ahora todo lo que tienes que hacer es dormir como un bebé!

Referencias

https://ehtrust.org/key-issues/the-environment-and-health/wireless-radiationelectromagnetic-fields-aumenta-toxic-body-load /
https://ehtrust.org/key-issues/cell-phoneswireless/screens-and-sleep/
https://ehtrust.org/science/research-on-wireless-health-effects/
https://science.sciencemag.org/content/342/6156/373
https://www.sleep.org/articles/how-sleep-adds-muscle/

https://www.healthline.com/health/sleep-deprivation/effects-on-body#1
http://healthysleep.med.harvard.edu/healthy/science/how/external-factors
https://www.sleepscore.com/eat-well-sleep-well-how-diet-affects-your-sleep/
https://www.sleep.org/articles/sugar-impacts-sleep/
https://www.sleepfoundation.org/articles/5-facts-about-sleep-and-exercise
https://www.sleep.org/articles/easy-ways-to-create-a-soothing-bedroom- environment /
https://www.ncbi.nlm.nih.gov/pubmed/9258703

¿Cómo afecta la luz azul a tu sueño?

¿Alguna vez te has encontrado mirando la pantalla de una computadora durante horas, trabajando, estudiando, navegando o viendo una película? Te quedarías despierto hasta muy tarde, solo para encontrarte completamente despierto tan pronto como tu cabeza golpee la almohada.

Aunque hay algunas cosas clave que pueden afectar la calidad de su sueño (enlace al blog), la cantidad de tiempo que pasa usando sus dispositivos inalámbricos es una de las principales influencias de qué tan bien dormirá.

Y se debe principalmente a la luz azul.

¿Qué es la luz azul?

Es justo decir que la luz solar es la principal fuente natural de luz azul, que nos ayuda a permanecer despiertos y alertas durante el día.
Por otro lado, la iluminación fluorescente y LED, pantallas de TV de pantalla plana, pantallas de teléfonos inteligentes, tabletas, computadoras son dispositivos artificiales que también emiten luz azul.
Según el Dr. Heiting, Doctor en Optometría (D.O.), aunque la cantidad de luz azul que emiten estos dispositivos es solo una fracción de la emitida por el sol, es la cantidad

del tiempo que pasamos usándolos y qué tan cerca de las pantallas estamos que pueden tener posibles efectos a largo plazo en nuestra salud.

El reloj biológico del cuerpo: el ritmo circadiano

Imagine que su cuerpo tiene un reloj biológico funcionando en un ciclo de 24 horas. Este reloj biológico, llamado ritmo circadiano o reloj circadiano, controla su ciclo de sueño-vigilia.
Sus ojos lo ayudan a reconocer en qué parte del ciclo de sueño-vigilia se encuentra actualmente.
Reaccionan a la exposición a la luz, incluida la luz azul, a través de células sensibles a la luz.
Durante la noche, los ojos le indican al cerebro que es hora de dormir y regenerarse.

La oscuridad también hace que el cuerpo produzca una hormona llamada "melatonina". Esta hormona, producida en la glándula

pineal de nuestro cerebro, le indica al cuerpo que se prepare para dormir. Además de esto, la melatonina tiene propiedades antioxidantes y antiinflamatorias y contribuye a una función saludable del sistema inmunológico y neurológico del cuerpo.
¿Cómo impacta la luz azul en tu sueño?

La luz azul te mantiene más alerta y despierto y engaña al cuerpo para que piense que todavía es de día. El reloj del cuerpo ahora está desplazado y no sincronizado, lo que le causa problemas para conciliar el sueño, no tiene un sueño lo suficientemente profundo y se despierta cansado.

Como resultado, el cuerpo produce muy poca o ninguna melatonina durante la noche.

Un estudio de 2014 realizado por investigadores de la Facultad de Medicina de Harvard en Boston mostró que leer un dispositivo retroiluminado antes de acostarse empeora su sueño significativamente más que leer un libro de papel con poca luz.
El estudio informó que las personas que usaban un iPad por la noche:

Produjo 55% menos de melatonina;
Les tomó 10 minutos extra dormirse
Tuve menos sueño REM (Movimiento rápido de los ojos) durante la noche, que es cuando soñamos.
Al despertarse al día siguiente, los lectores de iPad se sintieron más somnolientos y les tomó más tiempo sentirse alertas, en

comparación con los lectores de libros.

Curiosamente, la noche siguiente, los relojes circadianos de los lectores de iPad se retrasaron más de 90 minutos y sus cuerpos comenzaron a sentirse cansados una hora y media más tarde de lo normal.

¿Qué pasa cuando no duermes?

No darle a su cuerpo el descanso vital que necesita puede provocar todo tipo de problemas.

La falta de sueño evita que su cerebro se libere de las toxinas acumuladas durante las horas de vigilia.
Un estudio reciente dirigido por investigadores de la Facultad de Medicina de la Universidad de Washington en St. Louis, MO,

sugiere que los adultos que no duermen lo suficiente pueden estar en camino de desarrollar la enfermedad de Alzheimer. La falta de sueño puede causar problemas de memoria, problemas de concentración o cambios de humor. También puede debilitar su sistema inmunitario, aumentar la inflamación y el riesgo de diabetes tipo 2.

Mejora tu higiene del sueño para una mejor salud

Ahora está claro lo importante que es dormir y por qué debería reducir su exposición a la luz azul durante la noche. Aquí hay 5 consejos para llegar allí:
Use filtros y bloqueadores de luz azul en sus dispositivos. Le ayudará a reducir la exposición a la luz azul artificial durante el día.

Detenga cualquier actividad en sus dispositivos móviles y computadoras al menos 2-3 horas antes de acostarse. Permita que su cuerpo comience a prepararse para dormir.
Atenúa las luces durante la noche. Apague las luces LED y elija una luz más suave, naranja y amarilla para reducir la exposición a la luz azul.
¿Como leer? Opta por un libro o un lector electrónico en papel sin fondo retroiluminado.
Apague el wifi y retire su teléfono y cualquier dispositivo inalámbrico de su habitación durante la noche. Los dispositivos inalámbricos emiten radiación electromagnética que también puede afectar su sueño.

Referencias

https://www.medicalnewstoday.com/articles/324161.php

https://www.healthline.com/health/sleep-deprivation/effects-on-body#1

https://www.allaboutvision.com/cvs/blue-light.htm

https://www.sleepfoundation.org/articles/melatonin-and-sleep

https://www.pnas.org/content/112/4/1232

https://www.researchgate.net/publication/272518070_Antioxidant_Properties_of_Melatonin_and_its_Potential_Action_in_Diseases

https://ehtrust.org/key-issues/cell-phoneswireless/screens-and-sleep/

La guía para principiantes sobre la radiación electromagnética

¿Qué tienen en común un arco iris, un teléfono móvil y una tomografía computarizada de la cabeza?
Una cosa es segura. Todos emiten EMF (campos electromagnéticos) o, de lo contrario, se denominan radiación electromagnética (radiación EM).
A menudo hablamos de radiación EM en conexión con teléfonos móviles y cables. La radiación EM incluye mucho más que esto.

Explicaremos algunos conceptos muy básicos para ayudarlo a comprender dónde encaja la tecnología inalámbrica:
¿Qué es la radiación EM?
¿Qué es el espectro EM?
¿Qué tipos de radiación EM hay?

¿Qué es la radiación ionizante y no ionizante?
¿Cuáles son los efectos de la radiación EM en la salud?

¿Qué es la radiación electromagnética?

Cuando te sientas en un automóvil para conducir a tu cine favorito, te lleva allí porque su motor crea suficiente energía para que se mueva. Cuando hablamos de movimiento, hablamos de "energía cinética".
Por naturaleza, la radiación EM también es una forma de energía. Echemos un vistazo a cómo funciona todo.

Mientras usa su automóvil para viajar a donde desea estar, la radiación EM utiliza una "partícula

cargada eléctricamente" como vehículo.
Y dependiendo de sus cualidades, esta partícula podría viajar por el aire, a través de cualquier materia, incluido el cuerpo humano, las paredes de concreto o incluso el vacío.
A medida que la partícula cargada eléctricamente viaja, perturba el entorno a su alrededor a través de "ondas electromagnéticas".

¿Qué es el espectro electromagnético?

No toda la radiación EM se crea igual. Entonces, ¿qué hace que un tipo de radiación EM sea diferente de otro?
Se comportan de manera diferente dependiendo de la calidad de las ondas que crean, lo

que llamamos "longitud de onda" o "frecuencia".
Para ilustrar esto, imagine dos barcos viajando a través del océano. El primer bote es tres veces más grande que el otro. ¿Las olas creadas por ambos barcos en las aguas circundantes serán exactamente las mismas?
No, no lo hará. El tamaño y la frecuencia de las olas dependerán del tamaño de la embarcación y la velocidad (la energía) que está utilizando para avanzar.
Lo mismo se aplica a la longitud de onda y frecuencia.

Las ondas electromagnéticas con mayor energía y frecuencia son más cortas, mientras que las ondas con menor energía y frecuencias son más largas.
Sobre la base de esas características podemos

organizarlas en el espectro electromagnético (EM).

Fuente: https://marine.rutgers.edu/cool/education/class/josh/em_spec.html

¿Qué tipos de radiación EM hay?

Podemos agrupar ciertos rangos de frecuencia en diferentes tipos, desde las longitudes de onda más bajas a las más altas y la cantidad de energía que transportan:

Fuente: https://www.mirion.com/learning-center/radiation-safety-basics/what-is- radiación

Líneas eléctricas

Las líneas eléctricas tienen las longitudes de onda más bajas.

Ondas de radio

Las ondas de radio se transmiten por transmisiones de radio, transmisiones de televisión, radares e incluso teléfonos móviles.

Algunos ejemplos de bandas de espectro radioeléctrico incluyen frecuencia extremadamente baja (ELF), frecuencia ultrabaja (ULF), frecuencia baja (LF), frecuencia media (MF), frecuencia ultra alta (UHF) y frecuencia extremadamente alta (EHF).

Bluetooth, wi-fi, teléfonos inalámbricos, GPS y 5G utilizan los rangos de frecuencia ultraalta. 5G también usará el rango de frecuencia extremadamente alta.

Microondas

Las microondas se pueden usar para transmitir información a través del espacio, así como para calentar alimentos. Algunas de las frecuencias 5G estarán en el rango de microondas.

Radiación infrarroja

La radiación infrarroja se puede liberar como calor o energía térmica. Las cámaras infrarrojas, por ejemplo, usarían esta radiación para detectar calor.

Luz visible

La luz visible es la única parte del espectro electromagnético que los humanos pueden ver. Los colores del arco iris caerían en el espectro visible de la radiación electromagnética, y cada color tendría su propia longitud de onda.

Luz ultravioleta

La luz UV es responsable de su bronceado o quemaduras solares.

Rayos X

A diferencia de la luz, los rayos X tienen mayor energía y pueden atravesar la mayoría de los objetos, incluido el cuerpo. Se usan comúnmente en radiografías médicas, mamografías, tomografías computarizadas, fluoroscopia y en radioterapia (tratamientos contra el cáncer).

Rayos gamma

Los rayos gamma son generados por átomos radiactivos y en explosiones nucleares.

Radiación ionizante versus no ionizante

La radiación ER también se puede dividir en dos grupos en función de la gravedad de la radiación. La radiación ionizante contiene una gran cantidad de energía para eliminar electrones y hacer que los átomos se descompongan.

Las ondas de mayor frecuencia, como los rayos X y los rayos gamma, tienen radiación ionizante.

Las ondas de baja frecuencia, como las ondas de radio, no tienen radiación ionizante y se agrupan como no ionizantes.

¿Cuáles son los efectos de la radiación EM en la salud?

El hecho de que la radiación no sea ionizante no significa que no afecte nuestra biología.

La radiación EM emitida por teléfonos móviles, enrutadores wifi y dispositivos inalámbricos similares ha tenido efectos biológicos en nuestras células, incluido un aumento de la inflamación y el estrés oxidativo, la fertilidad o la función cognitiva. Puede leer los siguientes artículos relacionados con este tema (enlace a todos los artículos):

"¿Son perjudiciales todos los EMF?"

¿Cómo afectan los EMF la salud de los niños? 5G: ¿Está en riesgo la salud de su familia?

¿Qué es la tasa de absorción específica (SAR, por sus siglas en inglés) del teléfono móvil?: preocupaciones de seguridad y salud Las emisiones de los teléfonos móviles exceden los límites de seguridad

Recursos:

https://www.medicalnewstoday.com/articles/219970.php
https://www.livescience.com/50326-what-is-ultraviolet-light.html
https://chem.libretexts.org
https://marine.rutgers.edu/cool/education/class/josh/em_spec.html
https://www.nibib.nih.gov/science-education/science-topics/x-rays
https://www.lifewire.com/5g-spectrum-frequencies-4579825

La Organización Mundial de la Salud (OMS), IARC clasifica los campos electromagnéticos de radiofrecuencia como posiblemente cancerígenos para los humanos. Comunicado de prensa, 31 de mayo de 2011.
http://www.iarc.fr/en/media-centre/pr/2011/pdfs/pr208_E.pdf
https://www.who.int/peh-emf/about/WhatisEMF/en/

¿Son perjudiciales todos los campos electromagnéticos (EMF)?

¿Interesado en mantener a su familia saludable? Si es así, lo más probable es que haya encontrado el término "EMF" (campos electromagnéticos), específicamente en relación con teléfonos móviles, enrutadores wifi, computadoras portátiles o medidores inteligentes. Debido a su impacto desfavorable en nuestro bienestar, la reputación que los EMF se han ganado es muy negativa.

¿Pero son todos iguales? ¿Son todos dañinos? La respuesta es no. No lo son

Ciertos tipos de campos electromagnéticos ocurren naturalmente y son una parte integral de la vida en la Tierra tal como la conocemos. Y los tipos específicos de EMF pueden incluso usarse terapéuticamente, por ejemplo, para acelerar la curación de huesos rotos.

En las siguientes líneas explicaremos:

¿Qué son los campos electromagnéticos?
¿Cómo ocurren en la naturaleza?
¿Cuál es el problema con los EMF de teléfonos móviles hechos por el hombre?
¿Cómo proteger a su familia de los EMF dañinos?

¿Qué son los campos electromagnéticos?

Esencialmente, todos nacemos en el mar de campos electromagnéticos. Al igual que las fuerzas gravitacionales que mantienen nuestros pies en el suelo, los campos electromagnéticos son una de las fuerzas fundamentales de la naturaleza. Básicamente son una combinación de campos eléctricos y magnéticos y vienen en diferentes "formas y tamaños". En la imagen a continuación, puede ver que difieren en su longitud de onda (qué tan lejos entre cada onda) y frecuencia (qué tan rápido cambia la onda). Sobre la base de esas características podemos organizarlas en un llamado espectro electromagnético (EM).

Radiación ionizante versus no ionizante

El espectro EM incluye rangos de radiación tanto ionizantes como no ionizantes. La radiación ionizante es un tipo de campo

La radiación de la telefonía y sus daños

electromagnético que transporta suficiente energía para descomponer las moléculas (átomos de ionización) y puede ser mortal. Los ejemplos incluyen rayos X, rayos gamma y varios tipos de materiales radiactivos. Por otro lado, la radiación no ionizante no transporta suficiente energía para romper los enlaces moleculares. Las líneas eléctricas, microondas, ondas de radio, radiación infrarroja, luz visible y láser son ejemplos de este tipo de EMF.

Fuente: https: //ehtrust.org/wp-content/uploads/2015/12/Dr-Devra-Davis-Melb-Uni-Lecture.pdf

EMF: una breve explicación para los más técnicos

Los campos electromagnéticos son básicamente campos físicos

producidos por objetos con carga eléctrica. Son capaces de influir en el comportamiento de otros objetos cargados en sus proximidades y pueden verse como la combinación de un campo eléctrico y magnético. El campo eléctrico es producido por cargas estacionarias (sin flujo) y el campo magnético por cargas móviles (corrientes).

Un campo electromagnético se define por su frecuencia y longitud de onda. La frecuencia y la longitud de onda del campo están directamente relacionadas entre sí: cuanto mayor es la frecuencia, menor es la longitud de onda.

¿Cómo se producen los EMF en la naturaleza?

Créditos: Peter Reid (peter.reid@ed.ac.uk), 2009
Fuente: https://www.nasa.gov/topics/earth/features/2012-poleReversal.html

Además de algunos de los ejemplos mencionados anteriormente, hay más fuentes de campos eléctricos, magnéticos y electromagnéticos a medida que los encontramos en la naturaleza. Muchos de ellos no son perjudiciales para la vida:
Vemos campos eléctricos producidos por la acumulación local de cargas eléctricas, como s en la atmósfera asociada con tormentas eléctricas.
Los animales, como las aves o los peces, utilizan el campo magnético de la Tierra para la navegación. Una aguja de la brújula hace lo

mismo cuando se mueve en dirección norte-sur.

Su cuerpo crea su propio campo electromagnético (¡todos estamos hechos de átomos!). Es la única forma en que puede existir como una sola entidad.

La luz y los colores son parte del espectro electromagnético natural.

La luz ultravioleta del sol.

Fuentes de EMF hechas por el hombre

La capacidad de escuchar su estación de radio favorita, usar un teléfono móvil, mirar televisión, conectarse al wifi o usar una radiografía para diagnosticar un hueso roto, todos estos son ejemplos de EMF artificiales en acción.

Incluso la electricidad que alimenta nuestra casa, por ejemplo, está asociada con EMF a una frecuencia muy baja.

Fuente: https://ehtrust.org/wp-content/uploads/2015/12/Dr-Devra-Davis-Melb-Uni-Lecture.pdf

¿Cuál es el problema con los EMF creados por humanos desde teléfonos móviles, torres o enrutadores wifi?
La Dra. Devra Davis, presidenta de Environmental Health Trust, explica que el impacto de cualquier forma de EMF depende de la naturaleza de las ondas que emiten. La naturaleza de las microondas que los teléfonos, los mástiles telefónicos, wifi y tecnologías similares es pulsada, errática y altamente irregular.

Imagine sus células "escuchando" y respondiendo a este pulso durante miles de minutos por mes, durante muchas horas a la semana, durante toda la vida. ¿Cómo se siente tu cuerpo?

La verdad es que nuestro cuerpo no tiene los mecanismos para adaptarse a tales explosiones de una señal irregular. Y también es difícil saber qué dosis de esta señal pulsada está recibiendo su cuerpo en cualquier momento, dependiendo de dónde se encuentre.

Según el Dr. Beverly Rubik, biofísico e investigador, experimentar esto una y otra vez puede tener un efecto acumulativo, que en algunos casos conduce a la electrosensibilidad.

Y la investigación ya sugiere algunos efectos perturbadores sobre este tipo de EMF, incluido un mayor riesgo de infertilidad, problemas neurológicos, aumento de la inflamación o cáncer.

¿Cómo proteger a su familia de los EMF dañinos?

Los médicos, cirujanos y científicos biomédicos de la Campaña mundial por teléfonos celulares más seguros recomiendan:
No sostenga el teléfono directamente contra su cabeza o cuerpo: use un altavoz u otro dispositivo manos libres.
Usar teléfono fijo: los teléfonos fijos con cable son más seguros. Los teléfonos inalámbricos emiten radiación de microondas.

Tenga cuidado con una señal débil: su teléfono tiene que trabajar más y emitir más radiación cuando la señal es débil o está bloqueada. Proteja a los niños y al abdomen embarazado: los niños absorben el doble de radiación que los adultos. Hombres que quieren convertirse en padres: cuidado: los espermatozoides son especialmente vulnerables a la radiación.
No envíe mensajes de texto mientras se mueve: p. conducir, andar en bicicleta, patinar, caminar, esquiar. Milisegundos pueden marcar la diferencia entre la vida o la muerte.
También puede optar por el uso de materiales de protección en su hogar, como cortinas de protección o pinturas de pared o usar una celda Qi-Home (enlace a

la tienda) para proteger su hogar de los EMF.
Recursos:

Rubik B. (2014). ¿La exposición a corto plazo a la radiación del teléfono celular afecta la sangre? Las sabias tradiciones en la alimentación, la agricultura y las artes curativas, Vol. 15 (4), pp 19-28.
http://www.westonaprice.org/modern-diseases/does-short-term-exposure-to- cell-phone-radiación-afectó-la-sangre /
https://www.iarc.fr/wp-content/uploads/2018/07/pr208_E.pdf
La Organización Mundial de la Salud (OMS), IARC clasifica los campos electromagnéticos de radiofrecuencia como posiblemente cancerígenos para los humanos. Comunicado de

prensa, 31 de mayo de 2011.
http://www.iarc.fr/en/media-centre/pr/2011/pdfs/pr208_E.pdf
https://www.who.int/peh-emf/about/WhatisEMF/en/
Efectos biológicos no térmicos de Microondas
https://pdfs.semanticscholar.org/d87e/c3986fc706ef05926a609b3bf7 09872dd15e.pdf
Mundo inalámbrico de comunicaciones y nuestra salud - Beverly Rubik, PhD (2015)
https://www.youtube.com/watch?v=K_RwRpfimfk (ver alrededor de 7 minutos - espectro electromagnético)
https://www.ntia.doc.gov/files/ntia/publications/2003-allochrt.pdf
https://www.iarc.fr/wp-content/uploads/2018/07/pr208_E.pdf

https://ehtrust.org/resources-to-share/printable- resources /? mgi_195 = 6570 / doctors-advice-on-cell-phones-brochure

https://www.forbes.com/sites/quora/2017/11/03/how-the-human-body-creates- electromagnetic-fields / # 6b1feff756ea
https://ehtrust.org/wp-content/uploads/2015/12/Dr-Devra-Davis-Melb-Uni-Lecture.pdf

5G: ¿Está en riesgo la salud de su familia?

En este artículo queremos ayudarlo a comprender claramente:

¿Qué es 5G y por qué tenemos que hablar al respecto?
¿Hay algún riesgo para la salud que debemos tener en cuenta?
¿Qué puedes hacer con 5G?

¿Qué es el 5G?

5G es la red inalámbrica de quinta generación. Desde la actualización de la 1ra (1G) a la 3ra y 4ta generación (4G), puede disfrutar de la experiencia del teléfono móvil de llamar, enviar mensajes de texto, enviar imágenes, descargar datos y navegar en Internet más rápido que nunca. 5G va más allá de eso.

La industria de las telecomunicaciones nos convence de que este "5G" nos acercará, ofreciendo una interconectividad completa, el futuro con autos autónomos y electrodomésticos inteligentes. La cara de la educación de nuestros hijos se transformará con velocidades de datos y capacidad de respuesta casi un 1,000% más rápida que 4G.

Alemania apunta a una conectividad 5G completa antes de 2025 con Deutsche Telekom ha comenzado el primer lanzamiento de la red 5G en marzo de 2019.

Actualmente hay 215.619 torres celulares en Alemania (según Cellmapper, torres celulares y servicio de mapeo de cobertura) excluyendo 5G. Esto aumentará en 300 torres 5G solo durante 2019.

En abril de 2019, Swisscom comenzó a funcionar con la primera red 5G operativa en Suiza con finalización estimada y cobertura total antes de finales de 2019.

Estados Unidos está siguiendo el "Plan 5G FAST" para convertir a Estados Unidos en el líder en tecnología 5G. Ocho operadores de redes móviles, incluido g Verizon, T-Mobile y AT&T ya ofrecen servicios móviles 5G en ciudades seleccionadas de todo el país.

Emocionante, ¿no es así?
Así fue durante la década de 19040 y 50 cuando la industria del tabaco hizo un gran trabajo en la comercialización de cigarrillos como algo perfecto para una salud perfecta. Sin embargo, muchas vidas perdidas después, las tasas de cáncer de pulmón demostraron que todos estábamos equivocados.

¿Qué pasa si la historia se repite?

El llamamiento internacional de científicos de EMF

A partir del 15 de junio de 2019, 248 científicos de EMF (campo electromagnético) de 42 naciones han firmado el ``Llamamiento internacional de científicos de EMF'', llamando urgentemente a las Naciones Unidas y sus suborganizaciones, la OMS y el PNUMA, y todos los Estados miembros de la ONU, Mayor protección de la salud ante la exposición a los CEM.
Comparten por unanimidad su preocupación por la crisis mundial de salud pública gracias a los niveles de contaminación ambiental cada vez mayor de la

infraestructura y los dispositivos eléctricos e inalámbricos.

El difunto Dr. Martin Blank (1933-2018), un experto en EMF que originalmente anunció el Appleal en 2015, comparte un mensaje convincente en nombre de los signatarios:
Descargue la transcripción de su mensaje.

Otras organizaciones, como el Fideicomiso de Salud Ambiental y la Iniciativa de Salud del Médico para la Protección contra la Radiación (PHIRE) hacen lo mismo, advirtiéndonos sobre los efectos y riesgos de los CEM, incluido el 5G.

4G vs 5G

La red 5G usará todo lo que hace 4G. Pero hay más:

Funcionará en rangos de frecuencia adicionales, incluidas ondas milimétricas de muy alta frecuencia (20-300 GHz), modulación diferente, mayor amplitud y ráfagas rápidas de datos. Necesitará antenas más pequeñas de mayor densidad (torres celulares entre 100 ma varios kilómetros) para crear una mayor conectividad. Una torre celular 4G actualmente soporta alrededor de 2,000 dispositivos con algunos retrasos de tráfico. Una torre 5G admitirá más de un millón de dispositivos conectados por kilómetro cuadrado con demoras insignificantes.

Con estos "extras" añadidos podemos estar seguros de una

cosa. Más radiación para todos los seres vivos.

5G: 10 riesgos que debes conocer

Si se preocupa por su salud y la salud de sus seres queridos, tenga en cuenta que incluso el 5G viene con equipaje:
Las radiofrecuencias (RF o EMF) pueden causar graves efectos biológicos, como cáncer, alteración del sistema nervioso o deterioro reproductivo. RF fue clasificado como un posible carcinógeno humano del Grupo 2B por la Organización Mundial de la Salud en 2011.

Los niños, embarazadas y ancianos son más vulnerables. (Lea nuestro blog "Los efectos de los EMF en los niños").

Sus mascotas y animales salvajes pueden verse afectados de la misma manera que los humanos.

Falta una investigación sólida sobre ondas milimétricas de mayor frecuencia, utilizadas por 5G. PHIRE afirma que existe evidencia de daño biológico a humanos, animales, incluidos insectos y plantas.

Un mayor número de torres celulares y transmisores cerca de las áreas de vida significa mayores tasas de exposición.

Si su hijo es bombardeado por una "sopa" de frecuencias ahora, los efectos a largo plazo podrían presentarse 20-30 años después, cuando ya es demasiado tarde.

Las ondas milimétricas de mayor frecuencia se absorben más superficialmente. Esto plantea una cuestión de los efectos nocivos en la piel humana, los ojos y los testículos.

Nadie le ha dado a usted, el público, una opción para optar por no participar o firmar un consentimiento informado para ser irradiado con radiofrecuencias (consulte www.5Gappeal.eu).

No se establecen límites de seguridad para protegerlo contra los efectos no térmicos de los EMF.

Los límites de seguridad actuales de las tasas de absorción de EMF no reflejan la forma en que usamos nuestros teléfonos (lea

nuestro artículo "¿Qué es SAR?"
Y "Límites de seguridad ...")

¿Qué puedes hacer con 5G?

Si te preocupan los EMF y 5G, tienes tres opciones:

Crea conciencia en tu comunidad local y comparte este artículo por todas partes.
Únase al debate 5G y eduquese más con recursos independientes:
Appel-de-paris.com
5Gappeal.eu Bioinitiative.org

Ehtrust.org Emfcall.org
Emfscientist.org Mdsafetech.org
Orsaa.org Phiremedical.org
Radiationresearch.org
Saferemr.com
Wirelessriskassessment.org

Recursos:

http://www.bfs.de/EN/topics/emf/mobile-communication/basics/5g/5g.html
https://www.electricsense.com/is-5g-dangerous/
https://tobaccocontrol.bmj.com/content/21/2/87
https://www.gettingsmart.com/2019/04/5-ways-5g-will-make-classrooms-smarter/
https://www.who.int/peh-emf/meetings/archive/en/proceedings_eng.pdf
https://www.swisscom.ch/en/about/company/portrait/network/5g.html
https://ehtrust.org/key-issues/cell-phoneswireless/5g-internet-everything/20- quick-facts-what-you-need-to-know-about-5g-wireless-and-small-cells/
https://www.telekom.com/en/media/media-

information/archive/deutsche-telekom- is-ready-to-launch-5g-in-germany-575974
https://www.cellmapper.net/networks?country=262&net=ALL
https://www.rcrwireless.com/20190708/5g/opensignal-us-has-the-fastest-5g- peak-speed
https://www.lifewire.com/5g-availability-us-4155914
https://www.fcc.gov/5G
https://www.lifewire.com/5g-news-4428066
https://www.dw.com/en/5g-auction-in-germany-raises-65-billion-from-four- telcoms / a-49168657

Cómo los EMF afectan la salud de los niños

Como padres, abuelos, tías, tíos, amigos y tutores, somos responsables de garantizar que nuestros hijos estén saludables y prosperen. Con tecnologías y dispositivos inalámbricos a nuestro alrededor, necesitamos estar bien informados sobre la seguridad y los posibles riesgos para proteger a los más vulnerables: nuestros niños.

En este artículo te ayudaremos a comprender:

cómo la radiación de microondas, también llamada campos electromagnéticos (EMF), emitida por dispositivos inalámbricos y teléfonos móviles puede ser perjudicial para la salud de los niños

por qué los niños corren más riesgo que los adultos

qué evidencia tenemos para apoyar esto

Cómo podemos proteger a los niños contra los CEM en el hogar

Un bebe y un iphone

Imagínate esto. Un hermoso bebé. Debe tener solo unas pocas semanas. Tan frágil, con su naricita linda, mejillas suaves y los dedos más pequeños. Y un iPhone que reproduce música relajante. Colocado a pocos centímetros de su pequeña cabeza.
¿Cómo podría este acto de amor parental originalmente bien intencionado, del que he sido testigo, afectar la salud del bebé? Si quieres saber, sigue leyendo.

Radiación de microondas (EMF): posible carcinógeno de clase 2B

La Agencia Internacional de Investigación sobre el Cáncer (IARC) de la Organización Mundial de la Salud (OMS) declaró compuestos muy conocidos como cloroformo, DDT, plomo, níquel, gasolina y combustible diésel como posibles carcinógenos de Clase 2B. No nos atreveríamos a pensar en exponer a un niño a estos químicos y realmente necesitamos pensar de la misma manera sobre la radiación de microondas. Desde 2011, la radiación de microondas ahora también está en la lista de posibles carcinógenos de Clase B. En 2014, investigadores del Environmental Health Trust y la Universidad de California realizaron una revisión exhaustiva de estudios de exposición de teléfonos móviles revisados por pares entre 2009 y 2014. Esta revisión señaló algunos efectos preocupantes de la radiación de microvawe, incluido un mayor riesgo de oxidación estrés, cáncer de cerebro y tumores de glándula parótida.

¿Los niños absorben más radiación de microondas que los adultos? Múltiples estudios muestran que los niños absorben más radiación que los adultos por las siguientes razones:
su cerebro es más absorbente
sus cráneos son más delgados
el tamaño de su cabeza es más pequeño

Hablando en términos prácticos, si mi sobrina de 4 años y yo, una mujer de 36 años, hablamos por teléfono con la cabeza durante el mismo tiempo, ella, una niña, absorberá al menos dos o tres veces. veces más radiación que yo, un adulto.

Joe Wiart, investigador principal de French Telecom y Orange, confirmó esto en un estudio publicado en 2008.

En 2010, otro estudio realizado por un equipo de investigación del Instituto de Física e Ingeniería en Medicina mostró que la médula ósea de los niños absorbe específicamente 10 veces más radiación que en los adultos.

Otros efectos significativos de los EMF en el cerebro de los niños:
Deficiencias de aprendizaje y memoria
Síntomas relacionados con el trastorno por déficit de atención con hiperactividad
Aumento de la muerte de las células neurales.
Anomalías neuronales y degeneración.

Discutimos los efectos de los EMF en la función cerebral más detalladamente en nuestro artículo titulado "Los efectos de los EMF en la función cerebral" (enlace cuando esté listo).

Cómo mantener a sus hijos a salvo de los EMF en casa: 10 consejos principales

Es casi imposible evitar por completo la exposición a la radiación de microondas, especialmente fuera del hogar. Dicho esto, todavía hay algunas cosas beneficiosas que podemos hacer para proteger a nuestros hijos en casa. Aquí hay 10 consejos útiles:

Mantenga la exposición general a teléfonos móviles, enrutadores WLAN y monitores para bebés al mínimo.

Use teléfonos y dispositivos inalámbricos con valores más bajos de radiación / SAR.

Si está utilizando un vigilabebés, colóquelo lo más lejos posible de la cuna. La Oficina Federal de Protección Radiológica informa que los monitores para bebés con baterías recargables emiten menos radiación que los que tienen una fuente de alimentación.
Prohibir los teléfonos móviles de las habitaciones de los niños.
Use un teléfono fijo con cable y evite el uso de teléfonos inalámbricos.
Si usa un teléfono inalámbrico, asegúrese de colocarlo en el pasillo. Evite tales teléfonos en las habitaciones a toda costa.
Apague su wifi y dispositivos móviles por completo durante la noche.
Haga que sus hijos hagan llamadas solo cuando sea absolutamente necesario.

Use los controles parentales y las aplicaciones disponibles, como FamilyTime, para limitar el tiempo que pasa en dispositivos móviles. Eduque a sus hijos sobre los EMF. Tener una conversación. Vale la pena comenzar temprano.

Referencias

https://www.youtube.com/watch?v=BwyDCHf5iCY
http://www.bfs.de/SharedDocs/Kurzmeldungen/BfS/EN/2013/09-11-childrens-health.html
http://www.bfs.de/EN/topics/emf/hff/effect/hff-established/hff-established.html
https://www.sciencedirect.com/science/article/pii/S2213879X14000583
https://www.ncbi.nlm.nih.gov/pubmed/16510956

https://www.sciencedirect.com/science/article/pii/S2213879X1400 0583
https://www.ncbi.nlm.nih.gov/pmc/articles/PMC5504984/

Tanto usted como yo somos solo dos de los cinco mil millones de usuarios de teléfonos móviles que existen. Nuestros teléfonos se han convertido en una necesidad diaria para nosotros. ¿Alguna vez te has preguntado cuánta radiación absorbes cuando haces una llamada telefónica, descargas un archivo o simplemente cuando tienes un teléfono en el bolsillo? ¿Qué tan seguro es? ¿Y cómo surgió el SAR?
¿Qué es la tasa de absorción específica del teléfono móvil, SAR?

SAR significa Tasa de absorción específica y se define como la potencia absorbida por masa de tejido y tiene unidades de vatios por kilogramo (W / kg). que significa realmente?

Universo electromagnetico

Debido a que vivimos en un universo electromagnético (EM) (piense en la luz, el color, el infrarrojo, todos los cuales son parte del espectro electromagnético) interactuamos con una variedad de fuentes EM todos los días.
Algunos de ellos son naturales para el cuerpo y pueden ser beneficiosos para nosotros. Otros, aunque ocurren naturalmente, pueden tener efectos dañinos (piense en las quemaduras solares). Además de las fuentes

naturales de ondas EM, la humanidad fue lo suficientemente inteligente como para crear nuestras propias fuentes EM, para ganar inicialmente nuestras guerras y finalmente llevar a la raza humana al siguiente nivel de nuestra evolución (piense en los teléfonos móviles, Wifi, microondas).

¿Qué sucede cuando haces una llamada?

Cuando realiza una llamada a su ser querido, su teléfono (a través de su antena sofisticada) envía inteligentemente su pedido (la información en forma de señal) a una torre cercana mucho más fuerte. Esta torre luego transmite esta información, a través de la enorme red de mástiles móviles, hasta el ser querido de su elección.

Tu cuerpo es una esponja

Esta señal de transmisión invisible está hecha de un tipo de energía, que llamamos energía de radiofrecuencia. Se mide en milivatios (mW).

Su cuerpo, por otro lado, está formado por tejidos biológicos, cuya masa medimos en kilogramos (kg).

En el proceso de conectar y transmitir su llamada, la señal del teléfono se extiende en muchas direcciones. La mayor parte de esta señal continúa hacia la torre móvil, pero parte de ella se absorbe en lo que sea que esté cerca. Usted, sosteniendo su teléfono por la cabeza, se convierte en la "esponja" o "almohadilla de absorción" (en kg) de esta energía.

¿Cómo se calcula el SAR?

Cuando medimos SAR, la tasa de absorción específica, de hecho, calculamos cuánto absorbe su cuerpo (tejidos biológicos) una parte de esta energía (en vatios por kilogramo).
En términos más técnicos, es la medición de la energía de radiofrecuencia (RF) absorbida en gramos de tejidos biológicos cuando se expone a un campo electromagnético de radiofrecuencia.
Volviendo al principio, ahora podría ser un poco más claro lo que significa cuando decimos que el valor SAR es la potencia

absorbida por masa de tejido y tiene unidades de vatios por kilogramo (W / kg).

Por lo general, se promedia sobre todo el cuerpo o sobre un volumen de muestra (generalmente 1 go 10 g de tejido). El valor SAR que ve publicado es el nivel máximo medido en la parte del cuerpo (por ejemplo, la cabeza) estudiado sobre el volumen o la masa indicados.

¿Cuál es el valor SAR en un adulto?

El valor SAR actual, que es el valor de exposición máximo permitido, es de 2W / kg en Europa y 1,6W / kg en los EE. UU. Esto se aplica a los fabricantes de teléfonos por diferentes organismos reguladores en Europa y EE. UU.

La medición generalmente se realiza con una cabeza y cuerpo fantasma a una pequeña distancia (alrededor de 5 mm).

¿De dónde provienen los estándares SAR actuales?

Los primeros estándares de seguridad se establecieron hace más de 20 años alrededor de 1997, cuando un usuario típico de un teléfono móvil era militar, médico o de negocios. En ese momento se creía que lo único que debía evitarse era el efecto de calentamiento. En una de las pruebas originales en 1989, los militares utilizaron la cabeza de un hombre de 220 lb (alrededor de 100 kg) en el 98% de sus reclutas. Los estándares que establecieron fueron evitar el calentamiento del cerebro del sujeto después de una llamada telefónica de 6 minutos.

¿Son suficientes los estándares SAR actuales?

Definitivamente no. Los estándares actuales pueden ser una herramienta para juzgar si el teléfono es "seguro" según los estándares de los reguladores, pero no evalúan con precisión el alcance completo de cómo se ve afectada nuestra salud. Recientemente, el profesor Gandhi de la Universidad de Utah informó [enlace a nuestra publicación de blog] que los SAR en W / kg que cuando se mantenían a una distancia cero del cuerpo, la tasa de absorción era hasta tres veces mayor que los límites europeos aprobados y más hasta 11 veces por encima del límite de EE. UU.

Aquí hay más razones por las cuales los estándares actuales no son suficientes:

SAR en realidad se refiere a los efectos térmicos, pero la gran mayoría de los efectos biológicos registrados de la exposición crónica de por vida no son térmicos.
Una serie de efectos informados a niveles de SAR mucho más bajos que el estándar de seguridad actual en más de.
No se proporcionó suficiente información sobre la cantidad de exposición a RF en condiciones de uso real y de la vida real. Las exposiciones probadas en condiciones de laboratorio son solo a corto plazo, generalmente

de unos pocos minutos de duración.
No refleja la variedad de tamaños de cabeza y cuerpo. La mayoría de la población tiene cabezas y cuerpos mucho más pequeños que el recluta militar masculino de 100 kg.

La radiación basada en el uso actual es mucho mayor hoy que en el pasado.
Las pruebas de laboratorio actuales no incluyen variaciones para los puntos críticos de absorción de energía.
Diferentes laboratorios pueden realizar mediciones a diferentes distancias del cuerpo.
No se tiene en cuenta la naturaleza de la señal del teléfono móvil. Debido a que es de naturaleza pulsada, la potencia promedio puede permanecer baja,

pero las ráfagas de señales individuales pueden ser muy altas. El cerebro en desarrollo de un niño absorbe mucho más que el cerebro de un adulto. Valor SAR en niños vs adultos.

¿Cómo reducir el SAR de tu teléfono?

La investigación muestra que los efectos o las frecuencias de radio se han reportado en SAR tan bajo como 0.2W / kg después de una exposición de dos horas. Esto significa que no estará completamente protegido de los efectos de las frecuencias de radio, incluso si su teléfono SAR afirma estar muy por debajo del límite aprobado.

Dicho esto, hay algunos consejos útiles que podemos compartir con usted para una mayor seguridad: Reduzca la cantidad de tiempo que pasa llevando su teléfono en los bolsillos o sosteniéndolo en sus manos.

Deje de sostener su teléfono junto a la oreja cuando llame. Opte por una opción de manos libres o use auriculares al hacer una llamada.
Elija un teléfono móvil con una calificación SAR más baja. Esto no será necesariamente la clave de la seguridad, pero seguirá siendo útil.
Mantenga su teléfono alejado de su cuerpo cuando esté en wifi, puntos de acceso o descargando datos. Durante esos tiempos los niveles de SAR aumentan significativamente.

Pregúntese: ¿realmente necesito pasar cuatro horas (en promedio) al día en mi teléfono? ¿Es realmente necesario? De lo contrario, simplemente deje su teléfono a un lado en lugar de revisarlo constantemente.
Apague su teléfono o use el modo avión cuando sea posible. No solo lo hará más seguro, le apuesto a que también se volverá menos distractor, más productivo y más centrado en la tarea en cuestión.

Referencias

Usuarios de teléfonos móviles Estadísticas: https://www.statista.com/statistics/330695/number-of-smartphone-users- worldwide / Wikipedia: Tasa de absorción específica

https://en.wikipedia.org/wiki/Specific_absorption_rate
https://www.fcc.gov/consumers/guides/specific-absorption-rate-sar-cell- phones-what-it-means-you
http://www.bfs.de/EN/topics/emf/mobile-communication/mobile-communication_node.html
https://fcc.report/FCC-ID/BCG-E3175A/3547302
https://fcc.report/FCC-ID/A3LSMG950F
https://ehtrust.org/wp-content/uploads/2015/12/Dr-Devra-Davis-Melb-Uni-Lecture.pdf
Dr. Devra Davis Universidad de Melbern
Conferencia
https://www.youtube.com/watch?v=BwyDCHf5iCY
Davis, Devra. Desconectar: la verdad sobre la radiación de los

teléfonos celulares, lo que la industria está haciendo para ocultarla y cómo. West 26th Street Press. Versión Kindle.

http://www.emfwise.com/SAR.php
https://www.ncbi.nlm.nih.gov/pmc/articles/PMC3672148/
https://ieeexplore.ieee.org/stamp/stamp.jsp?tp=&arnumber=8688629

DATOS CIENTÍFICOS:

Sci Rep. 2015 9 de diciembre; 5: 18030. doi: 10.1038 / srep18030.

Transferencia de energía de resonancia de estructura eficiente de microondas a vibraciones acústicas confinadas en virus.

Se sabe que el virus resuena en el modo dipolar acústico confinado con microondas de la misma frecuencia. Sin embargo, este efecto no se consideró en estudios previos de interacción virus-microondas y prevención de epidemias de virus basadas en microondas. Aquí mostramos que este efecto de transferencia de energía resonante de la estructura de las microondas al virus puede ser lo suficientemente eficiente como para que el virus en el aire se inactive con una densidad de potencia de microondas razonable segura para el público abierto. Demostramos este efecto midiendo la infectividad viral residual del virus de la influenza A después de iluminar microondas con diferentes frecuencias y potencias. También establecimos un modelo teórico para estimar el umbral de potencia de las microondas para la inactivación del virus y se obtuvo un buen acuerdo con los experimentos. Dicha inactivación inducida por la transferencia de energía resonante a la estructura es principalmente a través de la fractura física de la estructura del virus, lo que se confirmó por reacción en cadena de la polimerasa de transcripción inversa en tiempo real. Estos resultados proporcionan un camino hacia el establecimiento de una nueva estrategia de prevención de epidemias en público abierto para virus en el aire.

https://www.ncbi.nlm.nih.gov/pubmed/?term=Efficient+Structure+Resonance+Energy+Transfer+from+Microwaves+to+Confined+Acoustic+Vibrations+in+Viruses

PATENTE:
https://patents.google.com/patent/CN1315847A/en

Formato: Resumen

Occup Environ Med. Julio de 2014;

71 (7): 514-22. doi: 10.1136 / oemed-2013-101754. Epub 2014 9 de Mayo.

Uso de teléfonos móviles y tumores cerebrales en el estudio de casos y controles CERENAT.

Coureau G1, Bouvier G2, Lebailly P3, Fabbro-Peray P4, Gruber A5, Leffondre K6, Guillamo JS7, Loiseau H8, Mathoulin-Pélissier S6, Salamon R9, Baldi I10.

Información del autor

Resumen

El efecto cancerígeno de los campos electromagnéticos de radiofrecuencia en humanos sigue siendo controvertido. Sin embargo, se ha sugerido que podrían estar involucrados en la etiología de algunos tipos de tumores cerebrales.

OBJETIVOS

El objetivo fue analizar la asociación entre la exposición a teléfonos móviles y los tumores primarios del sistema nervioso central (gliomas y meningiomas) en adultos.

MÉTODOS:

CERENAT es un estudio multicéntrico de casos y controles llevado a cabo en cuatro áreas en Francia en 2004-2006. Los datos sobre el uso del teléfono móvil se recopilaron mediante un cuestionario detallado entregado de manera presencial. Se utilizó la regresión logística condicional para conjuntos coincidentes para estimar los OR ajustados y los IC del 95%.

RESULTADOS

Se analizaron un total de 253 gliomas, 194 meningiomas y 892 controles pareados seleccionados de las listas electorales locales. No se observó asociación con tumores cerebrales al comparar usuarios de teléfonos móviles regulares con no usuarios (OR = 1.24; IC del 95%: 0.86 a 1.77 para gliomas, OR = 0.90; IC del 95%: 0.61 a 1.34 para meningiomas). Sin embargo, la asociación positiva fue estadísticamente significativa en los usuarios más pesados al considerar la duración acumulativa de por vida (≥896 h, OR = 2.89; IC del 95%: 1.41 a 5.93 para gliomas; OR = 2.57; IC del 95%: 1.02 a 6.44 para meningiomas) y número de llamadas para gliomas (≥18,360 llamadas, OR = 2.10, IC 95% 1.03 a 4.31). Los riesgos fueron mayores para gliomas, tumores temporales, uso de teléfonos móviles ocupacionales y urbanos.

CONCLUSIONES

Estos datos adicionales respaldan hallazgos previos sobre una posible asociación entre el uso intensivo de teléfonos móviles y los tumores cerebrales.

Publicado por el BMJ Publishing Group Limited. Para obtener

permiso de uso (donde no se haya otorgado bajo una licencia), visite http://group.bmj.com/group/rights-licensing/permissions.

PALABRAS CLAVE

Estudios de casos y controles; Campos electromagnéticos; Glioma; Meningioma; Teléfono móvil; Campos electromagnéticos de radiofrecuencia

REFERENCIA:
https://www.ncbi.nlm.nih.gov/pubmed/24816517

Tomados en conjunto, nuestros resultados sugieren que el uso regular de un teléfono móvil se asocia con la localización del glioma en el sentido de que se produjeron más gliomas más cerca del oído en el lado de la cabeza donde se informó que el teléfono móvil se había usado más. Sin embargo, esta tendencia no estaba relacionada con la cantidad de uso de teléfonos móviles, por lo que es menos probable que la asociación observada sea causada por una relación entre el uso de teléfonos móviles y el riesgo de cáncer. No podemos sacar conclusiones firmes sobre causa y efecto, pero nuestro enfoque tiene varias fortalezas en comparación con los enfoques epidemiológicos tradicionales. Nuestros resultados pueden haber sido afectados por el sesgo de recuerdo en el lado reportado del uso del teléfono.

Sin embargo, ofrece una alternativa para futuras investigaciones relacionadas con el uso del teléfono móvil.

REFERENCIA:

https://www.ncbi.nlm.nih.gov/pmc/articles/PMC5152665/

https://www.ncbi.nlm.nih.gov/pmc/articles/PMC6254861/

https://www.researchgate.net/publication/298533689_International_Appeal_Scientists_call_for_protection_from_non-ionizing_electromagnetic_field_exposure

https://www.researchgate.net/publication/331661949_Comparing_DNA_Damage_Induced_by_Mobil

e_Telephony_and_Other_Types_of_Man-Made_Electromagnetic_Fields

https://www.saferemr.com/2016/05/national-toxicology-progam-finds-cell.html

http://peaceinspace.blogs.com/files/5g-emf-hazards-dr-martin-l.-pall-eu-emf2018-6-11us3.pdf

https://www.researchgate.net/publication/273150433_Mobile_phone_radiation_causes_brain_tumors_and_should_be_classified_as_a_probable_human_carcinogen_2A_Review

https://bittube.video/videos/watch/90d29122-7813-47f5-adba-f13253c05cfb?fbclid=IwAR2ce8hsJgzMsn87ZOZ73e9U8JDz9rhA x4cmcJFOhFX8RAIzkyIBqoZSfxs

https://magdahavas.com/

https://www.dsalud.com/reportaje/los-danos-para-la-salud-de-la-tecnologia-5g-y-su-relacion-con-la-pandemia/

https://www.jrseco.com/can-cell-phone-radiation-cause-cancer-yes-says-ntp-rat-study/

https://www.ecoportal.net/paises/efectos-salud-redes-5g/

https://bioinitiative.org/research-summaries/

DOCUMENTO CON MAS DE 1500 PAGINAS SOBRE LOS EFECTOS

DE LA RADIACION

https://bioinitiative.org/table-of-contents/

https://www.dsalud.com/reportaje/nuevas-pruebas-de-que-las-antenas-de-telefonia-son-peligrosas/

https://www.gigahertz.es/blog/index.php?434-medicos-belgas-contra-el-5g-&fbclid=IwAR3YgBZc3SCpktc9kX9ixDVManSnO1CBQsCr3S5-vPRoWkfnuWFTqm9f0nw

https://www.cienciasinmiedo.es/b415/

(#415). LA RADIACIÓN EMITIDA POR LOS MÓVILES

EXCEDE LOS LÍMITES LEGALES

[REVISIÓN DE ARTÍCULO] En este artículo publicado en IEEE Access el autor comenta algunos de los resultados del caso Phonegate, es decir, del descubrimiento de que la radiación emitida por un gran número de teléfonos móviles excede los niveles recomendados por las legislaciones de diversos países.

Como hemos comentado en otras ocasiones en este blog, las guías de seguridad sobre exposición a microondas están regidas principalmente por las propuestas de dos comités: En los Estados Unidos por el IEEE (Institute of Electrical and Electronics Engineers), y en otros países (entre ellos España), por el ICNIRP (International Committee for nonionizing radiation protection).

Ambos estándares no son homogéneos. De hecho, el IEEE propone una tasa de absorción específica máxima (SAR) de 1.6 W/kg por 1g de tejido, mientras que el ICNIRP prescribe un máximo de 2.0 W/kg por cada 10 g de tejido. Como indica el autor, esta diferencia metodológica de considerar 1 g frente a 10 g de tejido hace que los estándares de la ICNIRP permitan aproximadamente una radiación con una intensidad entre 2.5 y 3 veces.

Esas recomendaciones son para

todas las partes del cuerpo excepto para las extremidades, donde se permite un máximo de 4 W/kg. Sin embargo, la industria lo que está haciendo es recomendar que se emplee el móvil entre 5 y 25 mm alejado del cuerpo para cumplir los estándares.

Esto lleva a dos cuestiones importantes: (1) qué usuario de teléfonos móviles lee o hace caso de esas recomendaciones; (2) en qué medida es realista esa distancia de seguridad en relación al uso común del dispositivo.

El autor reproduce algunos de los resultados del estudio llevado a cabo por la Agencia Nacional de Francia (ANFR) en 2017, sobre el SAR de 450 dispositivos móviles. Al margen de comprobar que se cumplen las especificaciones de los fabricantes (el SAR a la distancia recomendada), la ANFR también midió a distancias de 5 mm y 0 mm del cuerpo, mucho más congruentes con el empleo común de los móviles. La Agencia francesa empleó la misma metodología que el ICNIRP, es decir, medir el SAR en 10 g de tejido.

En la primera tabla se muestran los valores de SAR del fabricante comparados con los de la evaluación a 5 mm, y el porcentaje de absorción que está por encima (o por debajo) de los límites legales para cuerpo y extremidades.

En la segunda tabla se muestran los valores de SAR del fabricante comparados con los de la evaluación a 0 mm, e igualmente el porcentaje de absorción que está por encima (o por debajo) de los límites legales para cuerpo y extremidades.

Comentarios.

Los resultados son bastante claros; varios de los dispositivos analizados sobrepasan los límites legales para la exposición del cuerpo a 5 mm, y todos lo hacen (algunos de ellos en más de un 200%) cuando el móvil está a 0 mm. No sólo hay que considerar estos hechos para tomar las decisiones legislativas pertinentes, sino también para valorar en qué medida futuros contenciosos judiciales de enfermos que demanden a estas empresas pueden verse condicionados.

Es cierto que el SAR para las extremidades no se sobrepasa a 5 mm, pero sí a 0 mm, que es precisamente lo que ocurre cuando tenemos el móvil en la mano. Además, como indica el autor, al trasladar estos resultados al método de 1 g de tejido empleado por el IEEE, habría que usar un factor multiplicador de 2.5 a 3, lo que haría que no cumpliesen en absoluto los límites propuestos en países como, por ejemplo, Estados

Unidos.

Por tanto, no sólo hay que preocuparse por las posibles consecuencias de la exposición prolongada a microondas (efectos no térmicos), sino también porque, en numerosos casos, los dispositivos no cumplen ni siquiera con los niveles recomendados para evitar efectos térmicos.

(#256). MÓVIL Y WI-FI INCREMENTAN LA RESISTENCIA A LOS ANTIBIÓTICOS

La bacteria E coli presentó mayor resistencia antimicrobiana ante la exposición a radiación electromagnética no ionizante y por debajo de los límites legales durante diferentes lapsos temporales

[REVISIÓN DE ARTÍCULO]
Existen investigaciones que muestran que los campos electromagnéticos pueden afectar el crecimiento de las células y la susceptibilidad antimicrobiana. Este último hecho refleja, por ejemplo, la capacidad resistencia de las bacterias ante los

antibióticos.

Los autores centran este estudio en el análisis de dos bacterias, la Listeria mocnocytogenes y la Echechichia coli, más conocida como E coli. La primera está relacionada con infecciones en neonatos o la meningitis. La segunda con infecciones en la sangre, tracto urinario, otitis y otras.

El objetivo de esta investigación es evaluar la resistencia a los antibióticos de estas dos bacterias ante la exposición a campos electromagnéticos de radiofrecuencia, provenientes de dos fuentes de diferente frecuencia, 900 MHz y 2.4 GHz, correspondientes a la señal de un móvil GSM y de un router Wi-Fi, respectivamente.

Metodología

Las bacterias fueron aisladas tras ser recogidas de pacientes de un hospital de Irán. Se creó un compuesto agar Mueller-Hinton que contenía 1.5×10^8 CFU/ml como unidad formadora de colonias. Esa compuesto fue dispersado en un recipiente y tratado con diferentes antibióticos. Para el E coli se usaron imipenem (10 microgramos), levofloxacin (5 microgramos), aztreonam (30 microgramos), ciprofloxacin (5 microgramos), cefotaxima (30 microgramos) y piperacillina (100 microgramos). Para la listeria se semplearon doxycyclina (30 microgramos), trimetoprim-sulfametoxazol(25 microgramos), levofloxacino (5 microgramos), cefotaxima (30 microgramos), ciprofloxacina(5 microgramos) y cefriazona (30 microgramos).

El resultados a la susceptibilidad de las bacterias a esos antibióticos fue medido antes y después de la exposición a un router Wi-Fi y a un simulador de radiación de teléfono móvil. En cuanto al router Wi-Fi este operaba través de la conexión con un ordenador portátil situado a 5 metros de distancia. La potencia del router era de 1 W y el SAR (tasa de absorción) era de 0.13 W/kg a 14 centímetros de distancia (lugar de la exposición). Recordemos que el SAR es un indicador de la medida en que nuestro cuerpo absorbe esa radiación. En Estados Unidos el límite legal está en 2.0 W/kg, mientras en la Unión Europea en 1.6. Por tanto, las bacterias estaban expuestas a un nivel de tasa de absorción significativamente menor que el estipulado como legalmente nocivo.

En cuanto al teléfono móvil, se empleó un simulador GSM a 900 MHz, aunque en este caso los autores no indicaron la densidad de potencia de emisión ni el SAR.

Se recogieron muestras de las bacterias en 4 momentos diferentes de la exposición: 3, 6,

9 y 12 horas, para comparar su análisis con el grupo de de control (no expuestas). Esa comparación viene determinada por el tamaño de la zona de inhibición (su diámetro), es decir, la zona alrededor de un disco de antibiótico en el que no se produce crecimiento bacteriano. De este modo, la bacteria será más resistente cuanto menor halo de inhibición presente, ya que esto hace que la zona de crecimiento sea mayor.

Resultados e implicaciones

Para el caso de la bacteria E coli, esta presentó un patrón de respuesta al tiempo de exposición por el cual la resistencia fue antimicrobiana fue significativamente diferente que la muestra de control para los 4 lapsos temporales considerados. De las 48 comparaciones realizadas por medio del test no paramétrico de la U de Mann-Whitney (6 antibióticos x 4 lapsos temporales x 2 tipos de exposición), sólo 8 resultaron no significativas.

Además, el patrón de respuesta a la dosis no fue lineal, sino aparenteménte hormético, donde el máximo de resistencia se obtenía para dosis de exposición entre 6 y 9 horas.

Sin embargo, para el caso de la bacteria Listeria, los resultados no fueron tan claros, y sólo se observó un efecto claro para el antibiótico doxycyclina.

Además el ratio de crecimiento de ambas bacterias fue superior en las muestras expuestas a la radiación con respecto al control.

De este modo, esta investigación aporta una nueva evidencia sobre los efectos de los campos electromagnéticos en la salud, en este caso a través del incremento de la resistencia antimicrobiana, la cual representa uno de los mayores desafíos de la medicina actual, dado el aumento ostensible de la resistencia de algunas bacterias a una gran porción de todos los antibióticos conocidos. Los autores postulan como mecanismo de actuación en las células la alteración de la sensibilidad de las membranas celulares y los canales de intercambio iónico.

Limitaciones/Comentarios

Los autores no reportan datos sobre la exposición al simulador de teléfono móvil. Esto es una limitación muy relevante porque no sabemos la intensidad de la exposición, sólo la frecuencia. Aunque la frecuencia de la onda es propocional a la energía y es la que produce el efecto biológico, la intensidad nos dice la rapidez o el nivel al que ese cambio se puede producir, es decir, es una manera de cuantificar el efecto para esos niveles de energía. Es extraño que en una revista llamada "Dosis-

Respuesta", no se exija que los autores especifiquen claramente la dosis de exposición a 900 MHz, como sí que lo hacen con el router Wi-Fi a 2.4 GHz.

Otra limitación importante es la relativa al análisis estadístico en tanto que no usan una corrección del umbral de significación debido a los múltiples test realizados. Aunque este hecho, como hemos comentado en otros artículos, es objeto de debate en las disciplinas de epidemiología y estadística, se podrían haber reportado los resultados con una corrección del umbral de significación (más pequeño/exigente que 0.05), y compararlos con los ya especificados.

Finalmente, creo que esta investigación podría haber proporcionado resultados más relevantes para este campo si los autores se hubieran centrado en un único antibiótico, y hubieran ellos mismos replicado el experimento con ese mismo antibiótico. De este modo, se habrían reducido los endpoints, y se habría dado una respuesta más contundente a nivel científico.

En cualquier caso, los indicios que muestra esta investigación son de nuevo preocupantes para la salud humana y esa amenaza que supone estar continuamente expuestos a campos electromagnéticos artificiales, que aunque no son ionizantes, tienen efectos biológicos negativos, como cientos y cientos de investigaciones llevan mostrando en los últimos años.

De Martin Pall PhD, Profesor Emérito de Bioquímica y Ciencias Médicas Básicas, Universidad Estatal de Washington.

Acceda a mi página de 90, documento de siete capítulos sobre los efectos EMF, cómo se producen en el cuerpo y la corrupción de la ciencia internacional:

http://peaceinspace.blogs.com/files/5g-emf-hazards-dr-martin-l.-pall-eu-emf2018-6-11us3.pdf

Capítulo 7 del libro:

5G: ¡Gran riesgo para la salud de la UE, EE. UU. E internacional! Evidencia convincente de ocho tipos distintos de gran daño causado por la exposición a campos electromagnéticos (CEM) y el mecanismo que los causa.

Capítulo 7: Los grandes riesgos de 5G: lo que sabemos y lo que no sabemos (consulte el libro para obtener referencias).

Ya hemos discutido dos cuestiones que son esenciales para comprender 5G. Una es que los EMF pulsados son, en la mayoría de los casos, mucho más biológicamente activos que los EMF no pulsados (a menudo llamados ondas continuas). Y que los EMF actúan poniendo fuerzas en el sensor de voltaje de los VGCC, canales de calcio dependientes de voltaje (VGCC), abriendo estos canales de calcio y permitiendo que fluyan iones de calcio en exceso dentro de la célula. El sensor de voltaje es extraordinariamente sensible a esas fuerzas eléctricas, de modo que las pautas de seguridad nos permiten estar expuestos a EMF que son algo así como 7.2 millones de veces más altos.

La razón por la que la industria ha decidido ir a las frecuencias extremadamente altas de 5G es que, con esas frecuencias extremadamente altas, es posible transportar mucha más información a través de mucha más pulsación de la que es posible transportar con frecuencias más bajas incluso en el rango de microondas. Por lo tanto, podemos estar seguros de que 5G implicará mucha más pulsación que los EMF a los que estamos expuestos actualmente. De esto se deduce que cualquier prueba de seguridad biológica de 5G debe utilizar las pulsaciones muy rápidas, incluidos los picos a muy corto plazo, que deben estar presentes en el 5G genuino. Hay un proceso adicional que se planea utilizar en 5G: matrices por fases (https://en.wikipedia.org/wiki/Phased_array). Aquí, múltiples elementos de antena actúan juntos para producir campos altamente pulsados que están diseñados para 5G, para producir una mayor penetración. 5G implicará pulsaciones particularmente potentes que se utilizarán, lo que, por lo tanto, puede ser particularmente peligroso.

Los únicos datos que tenemos, que yo sepa, sobre frecuencias de onda milimétrica de 5G utilizan EMF no pulsados en el rango de frecuencia milimétrica de 5G, no 5G genuino. Se ha demostrado que tales ondas milimétricas producen una serie de efectos posteriores de la activación de VGCC. Un estudio de ondas milimétricas mostró que activaba tanto los VGCC como también los canales de potasio activados por voltaje, lo que sugiere que funcionaba a través del sensor de voltaje, al igual que otros EMF. Cualquiera de estos datos no nos dice casi nada sobre cuán biológicamente activo será el 5G genuino muy altamente pulsado.

Supongo que de sus declaraciones, que tanto el Sr. Ryan como el Dr. Vinciūnas están listos para lanzar 10 millones de antenas 5G para afectar a cada persona en la UE con radiación 5G sin siquiera una sola prueba biológica de seguridad de 5G genuino. . En los Estados Unidos, la FCC, La Comisión Federal de Comunicaciones, ha tomado una posición mucho peor. La FCC no solo está dispuesta a permitir tales exposiciones completamente no probadas, sino que también ha estado presionando agresivamente para promover la instalación de antenas 5G, de modo que las antenas ya se están instalando en partes de los EE. UU. En un mundo donde el comportamiento impactante se ha vuelto cada vez menos impactante, considero que las opiniones y acciones de la UE y los EE. UU. son impactantes. La situación de Estados Unidos es una locura masiva. Hubiera esperado que los europeos, que se consideran mucho más reflexivos que los estadounidenses, hubieran sido realmente más reflexivos.

¿Por qué 5G necesita un número tan alto de antenas? Esto se debe a que la radiación 5G se absorbe mucho más a medida que ingresa a varios materiales. El enfoque consiste en utilizar muchas más antenas con una que se encuentre cada pocas casas, de modo que 5G pueda penetrar suficientemente las paredes locales. Dicha absorción generalmente implica la interacción con grupos cargados eléctricamente, de modo que es probable que una absorción tan alta implique la colocación de fuerzas en grupos cargados eléctricamente. Debido a que tales fuerzas son la forma en que los EMF activan los VGCC, parece muy probable, por lo tanto, que la radiación 5G sea particularmente activa en la activación de VGCC.

En resumen, entonces, se predice que 5G es particularmente peligroso por cada una de las cuatro razones diferentes:

Los números extraordinariamente altos de antenas que se planean.

Las salidas de energía muy altas que se utilizarán para garantizar la penetración.

Los niveles de pulsación extraordinariamente altos.

4. Las interacciones aparentes de alto nivel de la frecuencia 5G en grupos cargados presumiblemente incluyendo los grupos cargados del sensor de voltaje.

La industria de las comunicaciones argumenta que la radiación 5G se absorberá principalmente en el exterior de 1 o 2 mm del cuerpo, de modo que afirman que no tenemos que preocuparnos por los efectos. Hay algo de verdad en eso, pero también hay algunas advertencias que hacen que cualquier conclusión extraída de eso sea mucho más sospechosa. En cualquier caso, estos efectos superficiales de 5G tendrán un impacto especialmente fuerte en organismos con relaciones superficie / volumen mucho más altas. En consecuencia, predigo que muchos organismos se verán mucho más afectados que nosotros. Esto incluye insectos y otros artrópodos, aves y pequeños mamíferos y anfibios. Incluye plantas que incluyen incluso árboles grandes, porque los árboles tienen hojas y órganos reproductores que están muy expuestos. Predigo que habrá grandes desastres ecológicos como consecuencia de 5G.

Esto incluirá grandes conflagraciones porque las exposiciones a los EMF hacen que las plantas sean mucho más inflamables.

Pero volvamos a los humanos. La industria también ha afirmado que los EMF de frecuencia de microondas más convencionales tienen un efecto limitado en el exterior de 1 cm del cuerpo. Sabemos que eso no es cierto, sin embargo, debido a los efectos profundos en el cerebro humano, en el corazón y en los sistemas hormonales. Quizás los dos estudios más importantes que demuestran efectos profundos dentro del cuerpo son los estudios del profesor Hässig y sus colegas en Suiza sobre la formación de cataratas en terneros recién nacidos. Estos dos estudios muestran claramente que cuando las vacas preñadas están pastando cerca de las estaciones base de telefonía móvil (también llamadas torres de telefonía celular), las crías nacen con una incidencia muy elevada de cataratas. De estos hallazgos se deduce que a pesar de que los fetos en desarrollo son muy profundos en el cuerpo de la madre y deben estar altamente protegidos de las exposiciones a los CEM, no están tan protegidos. Y debido a que las pautas de seguridad EMF en Suiza son 100 veces más estrictas que las pautas de seguridad en la mayor parte del resto de Europa, en los EE. UU., Canadá y la mayoría del resto del mundo, las pautas de seguridad más generales permiten exposiciones y penetración de efectos. Las afirmaciones de la industria de que los EMF de frecuencia de microondas solo actúan en el centímetro externo del cuerpo son claramente falsas.

¿Cómo pueden los EMF de frecuencia de microondas convencionales y la radiación 5G actuar profundamente dentro del cuerpo? Puede observar correctamente que los efectos eléctricos de los EMF activan el sensor de voltaje y que las fuerzas eléctricas directas se atenúan rápidamente en el cuerpo. Entonces, ¿cómo podemos obtener efectos profundos? Creo que la respuesta es que las partes magnéticas de los campos electromagnéticos se sabe desde hace décadas que penetran mucho más profundamente que las partes eléctricas. Los campos magnéticos ejercen fuerzas sobre los grupos móviles con carga eléctrica disueltos en las fases acuosas del cuerpo y pequeños movimientos individuales de los grupos cargados pueden regenerar campos eléctricos que son esencialmente idénticos a los campos eléctricos de los campos electromagnéticos originales, llevando la misma frecuencia y la misma pulsación. patrón, aunque con menor intensidad. Un ejemplo de esto se da en el estudio de Lu y Ueno. Debido a que el sensor de voltaje es tan increíblemente sensible a las fuerzas eléctricas y parte de la razón es el alto nivel de amplificación del campo eléctrico a través de la membrana plasmática, tenemos una forma casi perfecta de producir efectos EMF profundamente dentro de nuestros cuerpos.

Me preocupa mucho que 5G pueda producir efectos como los que ya vemos producidos a partir de EMF de baja frecuencia, pero son mucho más graves. También me preocupa que también veremos respuestas que sean cualitativamente diferentes. Permíteme darte tres ejemplos posibles del último tipo y un ejemplo cuantitativo. Cada uno de los cuatro tipos de ceguera tiene efectos secundarios de la activación de VGCC como factores causales: cataratas, retinas desprendidas, glaucoma y degeneración macular. Los humores acuosos y vítreos en el ojo pueden ser un ambiente ideal para la regeneración de los campos eléctricos dentro del ojo. Por lo tanto, podemos tener una epidemia gigantesca de cada uno de los cuatro tipos de ceguera. Otra preocupación se centra en la disfunción renal, que en el Capítulo 5 se vio afectada por los EMF. Los riñones tienen mucho líquido, tanto sangre como también lo que se convertirá en orina, lo que puede permitir la regeneración eficiente de los campos eléctricos. Se puede esperar que dicha regeneración afecte tanto la filtración glomerular como la reabsorción, ambas esenciales para la función renal.

¿Significa esto que 5G producirá aumentos muy grandes en la insuficiencia renal? La única forma de averiguarlo es realizar pruebas de seguridad biológica de radiación 5G genuina. Déjame darte un tercer ejemplo. Los fetos y los bebés muy pequeños tienen mucha más agua en sus cuerpos que los adultos. Por lo tanto, pueden ser un riesgo especial para los impactos de 5G, debido a los grandes aumentos en la regeneración de los campos eléctricos. Aquí uno puede pensar en todo tipo de posibilidades. Déjame sugerirte dos. Es posible que tengamos una epidemia gigantesca (perdón por usar esa palabra nuevamente) de aborto espontáneo debido al efecto teratogénico.

Otra posibilidad es que, en lugar de que el autismo sea un nacimiento en 38, por horrible que sea, podría ser uno de cada dos, o incluso la mayoría de los nacimientos. No sé si esto sucederá, pero estos son los tipos de riesgos que estamos tomando y hay muchos otros en los que uno puede pensar. Poner en decenas de millones de antenas 5G sin una sola prueba biológica de seguridad debe ser la idea más estúpida que alguien haya tenido en la historia del mundo.

DECLARACIÓN UNIVERSAL SOBRE BIOÉTICA Y DERECHOS HUMANOS

Destacamos 3 de los artículos.

Artículo 6 – Consentimiento

1. Toda intervención médica preventiva, diagnóstica y terapéutica sólo habrá de llevarse a cabo previo consentimiento libre e informado de la persona interesada, basado en la información adecuada. Cuando proceda, el consentimiento debería ser expreso y la persona interesada podrá revocarlo en todo momento y por cualquier motivo, sin que esto entrañe para ella desventaja o perjuicio alguno.

2. La investigación científica sólo se debería llevar a cabo previo consentimiento libre, expreso e informado de la persona interesada. La información debería ser adecuada, facilitarse de forma comprensible e incluir las modalidades para la revocación del consentimiento. La persona interesada podrá revocar su consentimiento en todo momento y por cualquier motivo, sin que esto entrañe para ella desventaja o perjuicio alguno. Las excepciones a este principio deberían hacerse únicamente de conformidad con las normas éticas y jurídicas aprobadas por los Estados, de forma compatible con los principios y disposiciones enunciados en la presente

Declaración, en particular en el Artículo 27, y con el derecho internacional relativo a los derechos humanos.

3. En los casos correspondientes a investigaciones llevadas a cabo en un grupo de personas o una comunidad, se podrá pedir además el acuerdo de los representantes legales del grupo o la comunidad en cuestión. El acuerdo colectivo de una comunidad o el consentimiento de un dirigente comunitario u otra autoridad no deberían sustituir en caso alguno el consentimiento informado de una persona.

Artículo 27 –Limitaciones a la aplicación de los principios
Si se han de imponer limitaciones

a la aplicación de los principios enunciados en la presente Declaración, se debería hacer por ley, en particular las leyes relativas a la seguridad pública para investigar, descubrir y enjuiciar delitos, proteger la salud pública y salvaguardar los derechos y libertades de los demás. Dicha ley deberá ser compatible con el derecho internacional relativo a los derechos humanos.

Artículo 28 – Salvedad en cuanto a la interpretación: actos que vayan en contra de los derechos humanos, las libertades fundamentales y la dignidad humana

Ninguna disposición de la presente Declaración podrá interpretarse como si confiriera a un Estado, grupo o individuo derecho alguno a emprender actividades o realizar actos que vayan en contra de los derechos humanos, las libertades fundamentales y la dignidad humana.

CÓMO PROTEGERSE DE LA RADIACIÓN, PRANYONES

Los pranyones son la energía de la fuerza vital compuesta de fotones, fonones, energía de orgón y la cantidad de oxígeno necesaria para asimilar por parte de tu organismo. Todo esto se dirige desde la fuente primordial de energía o el fohat.

Puede crear dispositivos por intención y establecer las características que desea ejecutar.

Decir mentalmente o en voz alta:

FOHAT PRANYONES VARILLAS DE ORO DE RA

Y deja que la energía fluya.

Las varas de Ra incorporan la antigua ecuación geométrica de la "Sección Dorada" o "Media Dorada". Esta relación geométrica sagrada parece tener un efecto beneficioso sobre los organismos vivos, lo cual no es sorprendente dado el hecho de que todo el crecimiento en la naturaleza parece seguir este sorprendente y hermoso patrón de regeneración. El número resultante, 1.6180339... se incorpora a las Varas de Ra.

Con esta potenciación puedes activar cualquier objeto como la orgonita pero más poderoso y efectivo en tiempo y curación.

Los resultados más potentes dan la impresión de ser alcanzados usando las varas de Ra durante diez o quince minutos en una posición de pie, con el pie izquierdo hacia adelante, los pies descalzos en contacto con la tierra, mirando al sol tanto al amanecer como al atardecer. El efecto positivo parece amplificarse cuando el cuerpo se hidrata adecuadamente al beber mucha agua. Además, los beneficios parecen aumentar al agregar una pequeña cantidad de sal del Himalaya al agua potable, lo que parece aumentar la conductividad eléctrica del cuerpo.

Decir mentalmente o en voz alta:

PRANYONES DNA

Y deja que la energía fluya.

Aquí activas la energía de los pranyonEs en tu ADN, para curar, reparar, canalizar, meditar, activas tu cuerpo como una antena de energía de fuerza de luz.

Decir mentalmente o en voz alta:

PRANYONES IRIDIUM MONOATÓMICO

RODIO MONOATÓMICO PRANYONES

PRANYONES GERMANIO MONATÓMICO

Y deja que la energía fluya.

Esto equilibra los filamentos de tu ADN para dar y recibir energía de la fuerza de la luz. También tiene un efecto antienvejecimiento y pérdida de peso si es necesario.

Suaviza el progreso de la conversión-transformación de energía en tus cuerpos.

Decir mentalmente o en voz alta

EMPODERAMIENTO DE LA CÁMARA DE LA PIRÁMIDE DE PRANYONES

Y deja que la energía fluya.

Amplifica y concentra la fuerza vital de la energía fácilmente. Puedes imaginar estar dentro de una pirámide etérica o cualquier otra persona para la regeneración todo el tiempo que quieras. Puedes tener un objeto piramidal y energizarlo con este empoderamiento.

Estás facultado para usar la

imagen que aparece en este texto.

Puedes laminarlo y usarlo como un dispositivo con los poderes previos.

Puedes hacer elixir con estos poderes, como la terapia de flores y más, solo establece la intención con las energías que deseas colocar.

Puedes cargar los elementos fuego, agua, tierra, viento y éter con estas propiedades. Los Pranyones tienen propiedades asombrosas y maravillosas.

Decir mentalmente o en voz alta:

EMPODERAMIENTO DE ELEMENTOS DE PRANYONES

Y deja que la energía fluya.

Decir mentalmente o en voz alta

PRANYONS DNA INTRONES PUNTO CERO-RADIONES

Y deja que la energía fluya.

Con este poder puedes proteger tu ADN, biológico y etéreo.

Decir mentalmente o en voz alta:

PRANYONES RAYO MITOCONDRIAL ULTRA MAGENTA

Esto asegura el equilibrio de energía en tus células con EMF adecuada, biológica y espiritual.

Nuestro centro espiritual y de gravitación es Alcyone.

Entonces dependemos del balance electromagnético

Para estar en sintonía,

Decir mentalmente o en voz alta:

Centro de gravedad galáctico
ADN-ARN EQUILIBRIO.

Decir mentalmente o en voz alta

PRANYONES
GRAVITACIONALES RAYO
COSMICO

PRANYONES ACTIVAR
SEROTONINA

Esto activa los iones negativos en tu estructura biológica del ADN y estimula la serotonina.

Decir mentalmente o en voz alta:

PRANYONES CRISTAL
FOTÓNICO-FONÓNICO
MULTIDIMENSIONAL

COSMICO

Esto activa los campos electromagneticos armonicos con tu estructura biológica alineando las frecuencias de la tierra y el hierro celular.

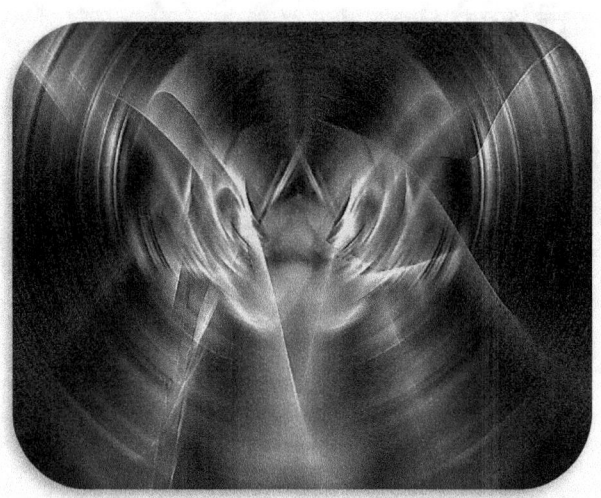

Descargo de responsabilidad:

Por razones legales.

Este informe se ha escrito para proporcionar información sobre los daños de la tecnología móvil o celular. Si se necesita atención médica, se debe buscar un profesional competente. El propósito es informar. El autor no tienen ninguna responsabilidad si alguna persona o entidad alega daños causados directa o indirectamente derivados del contenido de este libro.

www.ingramcontent.com/pod-product-compliance
Lightning Source LLC
Chambersburg PA
CBHW071402210526
45465CB00001B/217